La Lutte antituberculeuse

PAR

Le Docteur PAUL BRUN

Membre de l'*Alliance d'Hygiène sociale*

Savoir, c'est prévoir et pouvoir.

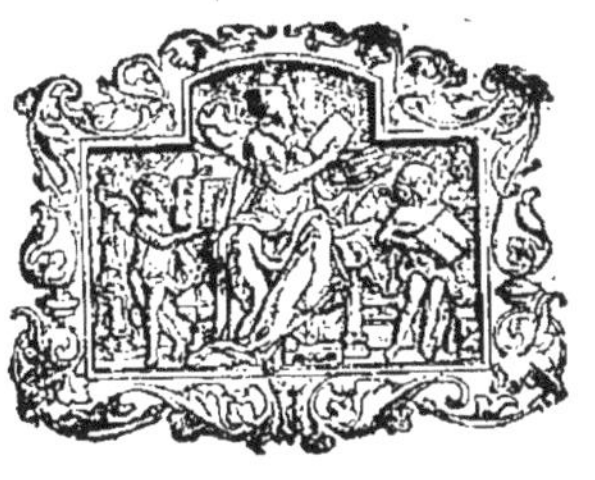

PARIS

LIBRAIRIE DELAGRAVE

15, RUE SOUFFLOT, 15

1920

La Lutte antituberculeuse

PAR

Le Docteur PAUL BRUN

Membre de l'*Alliance d'Hygiène sociale*

Savoir, c'est prévoir et pouvoir.

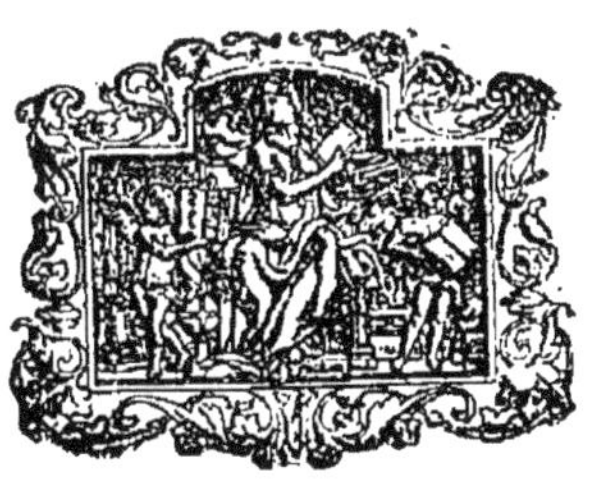

PARIS

LIBRAIRIE DELAGRAVE

15, RUE SOUFFLOT, 15

1920

AVANT-PROPOS

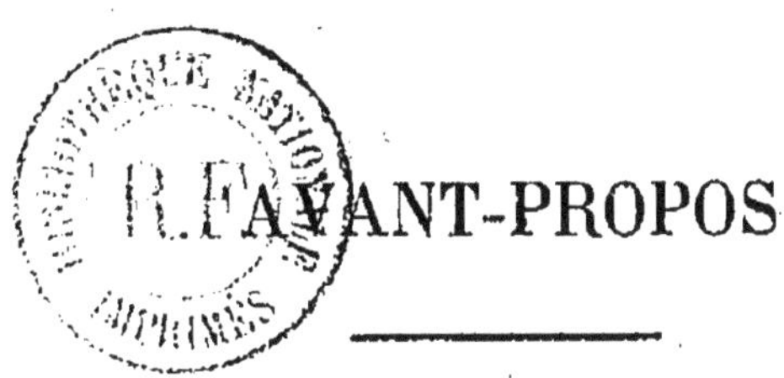

Les pages qui suivent représentent une partie des notes qui m'ont servi depuis plusieurs années à faire de nombreuses conférences publiques sur *la lutte antituberculeuse*. En les publiant aujourd'hui, je n'ai pas d'autre désir que de contribuer encore, si possible et pour ma très modeste part, à répandre dans le public quelques-unes des notions que tout le monde devrait avoir sur ce sujet.

La question de la tuberculose n'est-elle pas, en effet, d'un intérêt capital pour chacun de nous ? C'est certainement, par excellence, ce qu'on peut appeler une *question sociale*, aussi bien par les causes de la maladie, qui proviennent le plus souvent des conditions déplorables dans lesquelles vivent un grand nombre d'entre nous, que par ses effets, qui ont une répercussion funeste sur l'état de la France, et par les moyens multiples que la Société doit mettre en œuvre pour la combattre.

Je serais particulièrement heureux si ces notes pouvaient être utilisées, dans un but de propagande éducative, par les membres de l'enseignement primaire, car j'estime qu'ils sont très bien placés pour rendre les plus grands services à notre pays dans le domaine de l'Hygiène sociale.

15 décembre 1919.

La Lutte antituberculeuse

Gravité de la situation.

Avant la guerre. — Avant la guerre, il mourait en France, chaque année, plus de cent mille personnes de la Tuberculose. Nombre formidable bien fait pour effrayer tous ceux qui prennent la peine d'y réfléchir. Cent mille victimes par an ! Soit près de cinq millions depuis nos revers de 1870 ! Les guerres les plus meurtrières, les épidémies de Peste ou de Choléra les plus désolantes que nous ayons dû subir n'ont jamais caus é semblable massacre

Aujourd'hui. — Et depuis cinq ans, hélas ! le tableau s'est encore considérablement assombri. Les blessés de la Tuberculose sont venus grossir ce nombre dans des proportions de plus en plus alarmantes. Nous sommes en présence d'un véritable fléau national, qui va prendre ses victimes dans toutes les classes de la société, qui n'épargne pour ainsi dire aucune famille, qui guette chacun de nous et met grandement en péril toutes les forces vives de notre pays. Et c'est parce que *tous* nous sommes menacés, que *tous* nous devons nous défendre. Comment le pouvons-nous ?

Le problème à résoudre.

La lutte est possible. — Ce qu'il faut dire, ce qu'il faut proclamer avant tout, ce que tout le monde doit savoir, c'est que la Tuberculose n'est pas une maladie mystérieuse devant laquelle nous n'aurions qu'à nous incliner avec résignation, mais au contraire que c'est peut-être la plus étudiée, la mieux connue, la plus curable et surtout la plus évitable de toutes celles qui nous assaillent.

Les anciens. — Remarquons en passant que la plupart des notions dont nous avons besoin pour nous défendre sont loin d'être nouvelles et que cette maladie était relativement bien connue, il y a plus de deux mille ans. Ne voyait-on pas, en effet, quatre cents ans avant notre ère, de nombreux phtisiques apporter leurs offrandes au temple d'Esculape à Epidaure et faire une cure prolongée sous ses arcades ensoleillées et largement ouvertes au grand air, ainsi que cela se pratique de nos jours dans les plus modernes et les mieux compris des sanatoria?

Les anciens étaient surtout convaincus de la contagiosité de la Phtisie pulmonaire. Dans le midi de la France, autrefois, en Provence particulièrement, les tuberculeux étaient l'objet de certaines mesures d'isolement, et à leur mort on ne manquait jamais de brûler leur linge et leurs vêtements, ce qui constitue, on en conviendra, un moyen de désinfection supérieurement efficace.

Laennec et Villemin. — Ce que le bon sens populaire admettait alors si volontiers, et sans aucune preuve scientifique, devait être démontré, en 1865, par un savant français, le docteur Villemin.

Après Laënnec, ce maître génial de la médecine française, qui avait fondé *l'unité* de la tuberculose et qui, tuberculeux lui-même, devait malheureusement succomber à la fleur de l'âge, Villemin mettait en évidence expérimentalement la *contagiosité* et l'*inoculabilité* de cette maladie.

Il trempait de l'ouate dans les crachats de phtisique, la laissait sécher, puis la plaçait dans des cages où se trouvaient des cochons d'Inde ; au bout de peu de temps ces animaux devenaient tuberculeux.

Dans d'autres expériences, il inoculait sous la peau de l'oreille des lapins des parcelles de tubercules ou de crachats et constatait, quelques semaines après, la présence de masses tuberculeuses dans la plupart de leurs organes.

Ces faits nouveaux, malgré leur évidente valeur démonstrative, heurtaient trop brusquement les idées régnantes dans le monde médical pour être facilement admis. On les discuta passionnément et très nombreux furent les adversaires de la contagiosité et de l'inoculabilité de la tuberculose.

Robert Koch. — Pour les faire accepter, il ne fallut rien moins que la découverte du docteur allemand Robert Koch, qui, guidé par les admirables travaux de Pasteur sur les bactéries, parvenait, en 1882, après de multiples et patientes recherches, à découvrir l'agent de cette infection, le *bacille tuberculeux*, que l'on désigne depuis très souvent sous le nom de *bacille de Koch*, et à montrer que l'on pouvait reproduire la maladie à volonté en inoculant aux animaux des cultures pures de ce microbe.

Ces très remarquables résultats apportaient une éclatante confirmation aux affirmations, produites par Villemin, 17 ans auparavant. Dès lors l'idée de la contagiosité fut admise chez nous sans aucune réserve, je devrais dire avec d'autant plus d'empressement, suivant notre vieille habitude française, qu'elle nous revenait de l'étranger.

Autres recherches. — Là ne s'arrêtèrent pas les recherches, et l'on peut affirmer qu'aucune maladie n'a suscité chez nous autant de travaux et n'a sollicité l'intelligente et persévérante activité d'autant de savants, parmi lesquels il faut citer Roux, Nocard, Grancher, Landouzy, Calmette, et tant d'autres encore, dont la France, même sans estampille étrangère, a bien le droit d'être fière.

Les données du problème. — Grâce aux admirables efforts de tous ces chercheurs, nous savons aujourd'hui que le problème de la *lutte antituberculeuse* se présente à nous sous deux aspects très nets.

D'un côté, nous avons à considérer le microbe, le bacille, la *graine* qui engendre la maladie ; de l'autre, le *terrain* sur lequel tombera cette graine, c'est-à-dire notre organisme.

Examinons tout de suite la première partie du problème.

Le bacille.

Le bacille tuberculeux. — La tuberculose, nous le savons, est causée par le bacille de Koch. *Ce microbe* *est l'agent indispensable de la maladie. Là où il n'est pas, elle ne peut se produire.* Notion primordiale que nous ne devrons jamais perdre de vue.

Il se présente à nous sous forme de bâtonnets infiniment petits, invisibles à l'œil nu. Il en faut plusieurs milliers pour faire le volume d'une tête d'épingle. Mais, malgré sa petitesse, il n'échappe pas à nos investigations. On sait le trouver partout où il existe, le déterminer avec précision, le bertillonner, pour ainsi dire, de façon à pouvoir le distinguer avec certitude parmi tous les autres germes infectieux. On connaît les poisons qu'il sécrète, on peut le faire vivre et se multiplier à volonté dans des milieux de culture, afin de mieux l'étudier, et c'est grâce à cela qu'on a pu lui arracher la plupart de ses secrets.

On le rencontre fréquemment dans l'air, dans l'eau et sur le sol, parce qu'il y est apporté par les diverses émanations des malades ; mais il ne peut pas se reproduire dans ces milieux naturels et il ne tarderait pas à disparaître si on n'y en rejetait pas constamment de nouveaux. En somme, c'est chez l'homme et certains animaux seulement qu'il peut vivre et se développer. Encore est-il nécessaire de faire une importante restriction à ce sujet et d'ajouter que les différents bacilles tuberculeux des animaux sont beaucoup moins nuisibles pour nous que le bacille humain, constatation rassurante, car elle nous permet de concevoir la possibilité de circonscrire, de limiter le champ d'action de ce microbe, et par suite de le faire disparaître peu à peu, ainsi que cela s'est produit pour le bacille de la lèpre au cours des siècles derniers.

La contagion. — Nous savons encore, et cette fois avec preuves nombreuses à l'appui, que la tuberculose est contagieuse.

Dire que la contagion est possible, n'est-ce pas affirmer qu'elle est évitable ? Si nous arrivons à savoir avec exactitude d'où provient l'agent de la contagion et de quelle manière cet être microscopique peut pénétrer dans notre corps pour y exercer ses ravages, ne connaîtrons-nous pas par cela même les moyens de l'éviter ?

Or, il est bien démontré que l'infection tuberculeuse peut se faire par trois voies différentes.

Inoculation. — Je ne dirai qu'un mot de l'une d'elles, de celle qui se produit par inoculation, quand les bacilles sont en contact avec une plaie ouverte ou pénètrent dans nos tissus à la suite d'une piqûre par un objet contaminé. C'est là un mode de contagion tout à fait rare, qui est loin d'avoir l'importance des deux autres, c'est-à-dire de la bacillisation qui se fait par les voies respiratoires ou digestives.

Voies respiratoires. — L'appareil respiratoire est en quelque sorte une porte d'entrée normale pour le virus tuberculeux. Au début de la maladie, tant que les bacilles restent enfermés dans le tissu pulmonaire, le malade ne peut nuire à personne ; mais dès qu'il se met à expectorer des produits plus ou moins purulents, il devient très dangereux. S'il ignore la nature de sa maladie, s'il ne sait pas ce qu'il doit faire, ou s'il ne veut prendre aucune des précautions qui lui sont recommandées, il dissémine les millions de microbes contenus dans ses crachats un peu partout, sur son linge, sur les parquets, la voie publique, dans les voitures, les tramways... Ces crachats se desséchant, les bacilles sont entraînés dans l'air que nous respirons et pénètrent jusque dans nos poumons, où ils pourront pulluler et créer de redoutables lésions.

Mais ce sont surtout les germes frais contenus dans les fines gouttelettes que le malade rejette en toussant qui sont le plus à craindre, car ils possèdent une très grande virulence.

Strauss, il y a déjà longtemps, a mis en évidence d'une manière originale la présence des germes tuberculeux dans l'air au voisinage des poitrinaires. Il se mouchait en sortant de la salle de phtisiques dont il venait de faire la visite et trouvait, par l'examen microscopique, dans son mucus nasal, de nombreux bacilles de Koch ; en inoculant ce mucus à des cobayes, il les rendait rapidement tuberculeux.

Tous les médecins, du reste, ont pu constater des exemples de contagion se produisant ainsi par les voies respiratoires dans les ateliers, les usines, les bureaux, les casernes ou les écoles. Tel est le cas de ce bureau signalé par le docteur Marfan, où, sur 22 employés, deux étaient poitrinaires et expectoraient sur le parquet : il y eut 13 décès en cinq ans. Tel est encore le cas de cette usine de Paris où 32 ouvriers sur 35 moururent de la tuberculose en très peu de temps.

Voies digestives. — Enfin, il est incontestablement reconnu aujourd'hui que la tuberbulisation par les voies digestives est également très fréquente et très dangereuse.

Tous ceux qui touchent des objets souillés par le bacille tuberculeux et qui mangent ensuite sans s'être désinfecté les mains se contaminent de cette façon. Ici, c'est l'enfant qui joue sur le parquet où le père a copieusement craché ; là, c'est la garde-malade qui oublie les pratiques les plus élémentaires de l'antisepsie ; ailleurs, ce sont tous ceux qui portent à la bouche un objet quelconque infecté déjà par un malade sans qu'ils puissent s'en douter.

Il est encore d'autres causes graves d'infection par l'appareil digestif. Nous les trouvons dans nos aliments eux-mêmes. C'est ainsi que le lait, par exemple, le lait provenant de vaches tuberculeuses, provoque souvent l'infection, surtout chez les enfants. Semblable contamination peut encore se faire par l'ingestion de viandes tuberculeuses insuffisamment cuites. Les viandes de bœuf, de vache et de porc doivent être particulièrement suspectées dans les campagnes, où l'abattage se pratique presque toujours sans aucun contrôle.

De plus, il est aisé de comprendre que la maladie peut se propager par tous les aliments qui ont été contaminés accidentellement après cuisson par les excrétions des malades. A ce point de vue, il faut souligner combien les mouches sont à redouter : elles prennent les microbes dans le pus ou les crachats avec leur trompe, leurs pattes ou leurs ailes, et vont les déposer plus loin sur les aliments qui ne sont pas protégés.

Dans ces divers cas d'infection par les voies digestives, les bacilles absorbés traversent facilement les parois de l'intestin et parviennent dans le sang, qui les véhiculera dans toutes les parties de l'organisme, où ils pourront déterminer, suivant les circonstances, les nombreuses formes bien connues de la tuberculose.

La lutte contre le bacille.

Le bacille, voilà l'ennemi ! — Cette succincte documentation nous suffit. Nous savons, non seulement que la contagion est possible et très fréquente, mais aussi comment elle se fait le plus souvent.

Or, il ne peut pas y avoir de contagion, il ne peut pas y avoir de tuberculose, ne l'oublions pas, sans le bacille tuberculeux, Donc, *le bacille, voilà l'ennemi !* C'est d'abord à lui que nous devons nous attaquer, c'est lui qu'il faut rechercher, poursuivre et détruire partout, si nous voulons supprimer les causes d'infection. Qu'on le veuille ou non, c'est là le point essentiel de la stratégie antituberculeuse.

Bacile d'origine animale. — Occupons-nous d'abord de ce qui concerne la tuberculose animale. Dans ce cas, notre ligne de conduite est très simple et peut se résumer en quelques mots :

1° Contrôle sévère de l'abattage des animaux de boucherie, aussi bien dans les campagnes que dans les villes ;

2° Surveillance très active, spécialement au moyen de l'épreuve de la tuberculine, des vaches laitières, surtout dans les villes, car elles y deviennent fréquemment tuberculeuses par suite des très mauvaises conditions d'hygiène dans lesquelles se trouvent les étables où elles sont enfermées ;

3° Enfin stérilisation rigoureuse des aliments suspects, du lait, en particulier, par une cuisson suffisante, puisqu'il est prouvé que le bacille tuberculeux ne résiste pas à la température de l'ébullition.

Bacile d'origine humaine. — Et maintenant voyons comment nous pouvons nous défendre contre les microbes d'origine humaine. Cette fois, la question est beaucoup plus complexe et mérite de retenir plus longuement notre attention.

Défense de cracher. — Il est évident que ce serait une folie de dépenser des centaines de millions pour lutter contre la tuberculose, si les poitrinaires continuaient à rejeter partout les microbes de leurs poumons. Il faut qu'ils sachent bien qu'ils commettraient la pire des mauvaises actions, non seulement vis-à-vis des autres, mais aussi vis-à-vis d'eux-mêmes, en semant autour d'eux les germes de la maladie et qu'ils doivent se faire une règle absolue de se servir constamment d'un crachoir renfermant un liquide antiseptique.

Mais il n'y a pas que les phtisiques avérés qui soient à redouter avec leur expectoration. Il y a aussi tous ceux, et ils sont plus nombreux qu'on ne serait tenté de le croire, qui sont bacillisés et ne s'en doutent pas. C'est fréquemment, en effet, qu'un médecin, après avoir diagnostiqué un cas de tuberculose dans une famille, s'entend dire : « *Ce n'est pas possible, docteur, jamais cette maladie n'a pénétré chez nous.* » Or, bien souvent, c'est celui-là même qui proteste de la sorte qui est atteint depuis longtemps sans le savoir et qui peut être rendu responsable de l'infection constatée. Ces bacillaires latents, chez qui la tuberculisation est restée inconnue, non seulement d'eux-mêmes, mais aussi de leur médecin et de leur entourage, et qui présentent presque toujours les apparences d'une santé parfaite, n'en sont pas moins à redouter, car il arrive qu'à la suite de l'évolution inattendue de leurs lésions, ils éliminent au dehors, soit par leurs crachats, soit de toute autre façon, les germes virulents dont ils étaient porteurs depuis longtemps.

La conclusion logique de tout cela, celle que le bon sens nous impose impérieusement, c'est qu'il faut faire entrer, coûte que coûte, dans les habitudes de tous de ne jamais expectorer sur le sol, où que ce soit.

Plus de balayage à sec. — En attendant le moment où tout le monde voudra prendre une mesure aussi simple et aussi sage, il importe de nous défendre contre les poussières, qui sont presque toujours riches en microbes dangereux, et de condamner définitivement l'époussetage et le balayage à sec, pour les remplacer pour le balayage et l'essuyage humides.

Guerre aux mouches. — Nous devons aussi faire aux mouches une guerre acharnée, une guerre sans pitié, une véritable guerre boche. Pour elles, nous ne respecterons aucune convention de la Haye. Nous emploierons cyniquement tous les moyens, les plus malhonnêtes comme les plus barbares : les gaz asphyxiants, les chiffons de papier... collant, les pièges camouflés, les liquides empoisonnés, tout, jusqu'à extermination complète de cette race maudite dont les méfaits ne se comptent plus. Mais tant que nous n'aurons pas remporté la victoire la plus éclatante, la plus définitive, il faudra nous tenir sans cesse sur une prudente défensive, préserver nos aliments de leur sale contact avec le plus grand soin et exiger les mêmes précautions de tous nos fournisseurs.

Hygiène des collectivités. — Une très rigoureuse surveillance de l'hygiène s'impose en outre dans toutes les collectivités, usines, ateliers, bureaux, écoles, casernes, afin de protéger les individus sains contre les causes d'infection. C'est parce que cette surveillance ne se fait pas ou se fait très mal, aussi bien dans les établissements de l'Etat que dans les établissements privés, que nous constatons beaucoup trop de cas de contagion dans le genre de ceux qui ont été déjà cités.

Désinfection systématique. — Ces quelques précautions, malgré leur incontestable efficacité, ne suffisent pas cependant pour nous mettre à l'abri de la maladie. Il est nécessaire aussi d'aller détruire le bacille de Koch dans les locaux habités par les tuberculeux et sur tous les objets qu'ils ont contaminés. Seule, une désinfection systématique permettrait d'arriver à ce but; malheureusement, elle ne se fait pas toujours et trop nombreux sont ceux qui l'évitent.

Déclaration obligatoire. — Pour que personne ne puisse s'y soustraire, on a pensé que le mieux serait de rendre obligatoire la déclaration de la tuberculose.

Mesure excellente, il faut en convenir, qui s'imposera un jour d'elle-même, comme pour la variole ou le choléra, mais qu'il est impossible de mettre en pratique aujourd'hui parce que ni l'Etat ni la société ne sont à même de remplir les obligations qu'elle leur impose à l'égard de ces malheureux.

Epingler une étiquette de tuberculeux sur un homme est chose très facile, mais que deviendra-t-il

si, à cause de cela, il est considéré comme un paria
et ne trouve plus le moyen de gagner sa vie ? Et malheureusement le fait n'est que trop fréquent depuis
que de nombreux soldats ont été renvoyés chez eux
avec la réforme n° 1 pour tuberculose pulmonaire.

Commençons donc par prendre les dispositions
qui rendront acceptable cette déclaration. En voici
quelques-unes qui me paraissent avoir la plus grande
importance.

Hôpitaux d'isolement. — La première, c'est la création d'hôpitaux d'isolement, ou tout au moins de
salles spéciales dans les hôpitaux actuels, où l'on
traitera les tuberculeux indigents sans avoir à craindre de contaminer les autres malades.

Sanatoria. — La seconde, c'est la construction de
sanatoria, qui n'auront rien de commun avec les
hôpitaux et seront réservés aux tuberculeux curables,
que l'on éloignera ainsi de leur entourage ordinaire
jusqu'à guérison complète.

Dans des conditions climatiques convenablement
choisies, ils trouveront là non seulement le repos,
une nourriture suffisante et tous les soins qui con-
viennent à leur état, mais aussi des notions utiles
pour éviter une rechute et devenir eux-mêmes des
agents convaincus de la propagande antituberculeuse.

Secours aux familles. — La troisième, c'est l'organisation de secours, sous une forme ou une autre,
pour la femme et les enfants nécessiteux de tout
tuberculeux retiré du travail.

Il est indiscutable que la société a le droit de se

défendre contre la contagion. Si, pour cela, elle juge à propos d'interdire à un ouvrier, par exemple, de retourner à l'atelier tant qu'il est un danger pour les autres, n'est-il pas juste qu'elle se préoccupe alors de l'existence de ceux à qui allait le prix de son labeur, et ne serait-ce pas là une des meilleures façons de faire accepter à ce malade la mesure d'isolement que l'on veut prendre à son égard?.

Dispensaires Calmette. — Enfin la dernière que je désire signaler ici, c'est l'installation de nombreux dispensaires, sortes de postes de secours, comme on l'a fort bien dit, pour les tuberculeux.

L'idée de ce genre d'établissement est due à un savant français, au docteur Albert Calmette, qui a créé le premier, il y a une vingtaine d'années, dans la ville de Lille.

Le fonctionnement en est d'une grande simplicité et d'une souplesse remarquable.

Tous les malades qui viennent dans ce dispensaire y reçoivent conseils et secours appropriés à leur état et, désormais, ne seront plus abandonnés à eux-mêmes quoi qu'il arrive. On y distribue des crachoirs de poche et des antiseptiques aux cracheurs de bacilles et on y lessive leur linge pour éviter la contagion. On désinfecte leur logement et on leur en cherche un autre plus salubre chaque fois qu'il le faut. L'œuvre envoie dans un sanatorium ceux qui sont curables et s'occupe, après leur guérison, de leur procurer un travail en rapport avec leurs aptitudes et l'état de leurs forces. Elle dirige vers les hôpitaux d'isolement ceux qui ont besoin de soins particuliers. Elle recueille l'enfant du malade pour le placer à la campagne ou dans un sanatorium, en vue de le guérir s'il est déjà contaminé, ou de le mettre à l'abri de la contagion s'il est encore indemne. Enfin, grâce aux ressources dont elle dispose, l'administration vient discrètement en aide aux familles pauvres des tuberculeux, qu'elle prend ainsi, d'une manière complète, sous sa généreuse protection.

Education, prévoyance, assistance et assainissement, telle peut être la devise de cette organisation.

C'est un admirable centre d'action morale, matérielle, hygiénique et médicale ; mais, hâtons-nous d'ajouter qu'il ne peut avoir toute son efficacité, toute sa valeur, que s'il est secondé, complété par les autres œuvres antituberculeuses.

Les locaux et le matériel nécessaires se réduisent à fort peu de chose ; quant au personnel, il est très réduit. Un médecin, qui n'est là qu'aux heures des consultations, et deux moniteurs d'hygiène suffisent pour en assurer le fonctionnement. Ces derniers, qui sont en même temps des enquêteurs, jouent un rôle d'une importance capitale. Ce sont eux qui visitent les malades à domicile, en amis, en bons camarades, qui leur expliquent avec la persuasion voulue les bienfaits de la propreté, de l'antisepsie, de la sobriété, les dangers de la contagion, et qui prennent sur place les mesures les plus aptes à remédier à leur situation. Pour qu'ils puissent réussir dans une tâche aussi délicate, il est indispensable qu'ils appartiennent eux-mêmes au monde des travailleurs, comme les malades dont ils ont à s'occuper, qu'ils soient actifs, intelligents et convaincus de l'utilité et de l'importance de leur mission, qualités que l'on peut trouver aisément parmi les ouvriers.

Inutile d'entrer dans de plus amples détails. Qu'il nous suffise de constater que les services rendus par cette magnifique institution à notre grande métropole industrielle du Nord sont des plus encourageants. Ainsi, avant 1900, date de sa fondation, il mourait à Lille, en moyenne, onze cents tuberculeux par an sur une population de 205.000 habitants; dix ans après, il n'en mourait plus que 650 avec 10.000 habitants de plus.

L'Allemagne, comme d'habitude, s'est empressée d'exploiter cette création essentiellement française et a rapidement organisé chez elle une centaine de dispensaires semblables, rendant ainsi une fois de plus, quoique d'une façon indirecte, un bel hommage au génie de notre race, fait de clarté, de simplicité, de précision, d'esprit d'initiative et d'invention.

Pourquoi n'en installerait-on pas chez nous dans toutes les villes d'une certaine importance? La dépense que cela nécessiterait serait infiniment petite en regard des services énormes rendus au pays.

Education antituberculeuse. — Pour que les mesures qui viennent d'être énumérées puissent produire tous les effets nécessaires, il faut qu'elles soient connues et bien comprises de tout le monde. Les êtres intelligents ont besoin, en effet, pour agir, pour aller de l'avant, de savoir exactement ce qui les menace, ce qu'ils ont à faire pour se défendre, ce qu'on veut d'eux et pourquoi on le veut.

Avant tout, il est urgent de faire l'éducation des adultes. Pour cela, nous aurons recours aux journaux, aux affiches, aux conférences, aux brochures, aux tracts; cela ne suffit pas cependant, il faut de plus que dans les grandes administrations, les usines, les sociétés de secours mutuels, les syndicats, les bourses du travail, on fasse appel aux médecins, qui interviendront très volontiers pour donner toutes les explications et tous les conseils de nature à leur permettre de lutter avec succès contre le fléau tuberculeux. Ne vaut-il pas mieux prévenir que guérir? Il faut enfin que tous ceux qui sont au courant de cette question prennent conscience du rôle qu'ils ont à jouer dans l'intérêt de la France et se fassent les apôtres convaincus de la propagande antituberculeuse.

Mais si l'éducation de l'adulte s'impose immédiatement, il est tout aussi nécessaire d'instruire les enfants.

L'Etat, qui ne peut pas ignorer que c'est l'hygiène d'un peuple qui fait sa santé et sa force, doit, le premier, donner l'exemple en imposant à la jeunesse de toutes les écoles, aussi bien privées que publiques, l'étude de l'hygiène.

L'homme, a dit je ne sais plus qui, et ce n'est pas une simple boutade, est le seul animal qui ne sache pas vivre. Pourquoi ne le lui apprendrait-on pas?

On enseigne à nos enfants l'histoire, la géographie, le dessin, la musique, le latin, le grec, l'arithmétique, la cosmographie et toutes sortes de sciences, sans doute très utiles; serait-il superflu de leur apprendre en outre à éviter la maladie et la mort?

Notre organisme.

Voilà terminé la première partie du problème. Nous connaissons les principaux moyens de lutter contre la bacille de Koch et nous avons appris en outre à réduire au minimum les causes de contagion. Il nous reste à nous occuper de la seconde partie de la question, c'est-à-dire de notre organisme.

Nous pouvons nous défendre. — Il faut bien que l'on sache que si les microbes sont nécessaires, indispensables pour produire les maladies, ils ne sont pas toujours suffisants. Normalement, ils ne peuvent que difficilement se développer dans le corps de l'homme sain et robuste. Notre organisme se défend avec tous les moyens dont il dispose contre les germes infectieux qui l'envahissent, et ceux-ci sont loin d'être constamment vainqueurs. Certaines de nos cellules, en particulier, les *phagocytes*, pour les appeler par leur nom, sont capables de détruire, en les absorbant et les digérant, ou d'immobiliser et mettre hors d'état de nuire les quelques bacilles qui pénètrent accidentellement dans notre corps. Pour que ces microbes s'y installent en maîtres, s'y implantent définitivement et déterminent une véritable maladie il faut qu'ils soient aidés par la *complicité* de l'organisme, si on peut s'exprimer ainsi, il faut qu'ils y trouvent un terrain favorable à leur développement, c'est-à-dire, par exemple, un organisme mal défendu par des phagocytes sans vigueur, en un mot un organisme *prédisposé*.

Dans quelles circonstances présentons-nous cette prédisposition ?

L'hérédité. — Il y a cinquante ans, alors que l'on niait la contagion, même contre l'évidence, on incriminait volontiers l'hérédité.

« *Père ou mère tuberculeux*, disait-on, *enfant tuberculeux.* » Affirmation fausse et dangereuse.

Elle est fausse parce que la tuberculose héréditaire n'existe pas, ou, pour être plus précis, parce que, même si on peut en signaler quelques cas, qui se produisent dans des conditions tout à fait exceptionnelles, ils sont tellement rares qu'il serait puéril d'en tenir compte ici.

Mais cette affirmation est en outre des plus dangereuses, parce qu'elle fait intervenir dans cette question une idée de fatalité qui ne peut qu'annihiler toute velléité de lutte dans beaucoup de circonstances où il serait le plus nécessaire d'agir.

La vérité, c'est que l'enfant issu de tuberculeux est un *prédisposé* et rien de plus. Ce que lui ont transmis ses parents, comme l'a fort bien dit Bouchard, ce n'est pas la tuberculose en nature, mais la maladie en expectative, en possibilité, en un mot, c'est l'hérédité du *terrain*.

Il devient très souvent tuberculeux, objectera-t-on! C'est exact. Mais pourquoi? Uniquement parce que les causes de contagion, par suite de l'ignorance, de la misère ou de la criminelle insouciance des parents, sont pour lui si nombreuses qu'il lui est impossible d'y échapper et que son organisme, malheureusement trop bien prédisposé, est incapable de se défendre sérieusement. Mais qu'on le place loin du foyer familial contaminé, dans de bonnes conditions d'hygiène, et on le verra grandir et se développer sans présenter jamais aucune tare tuberculeuse.

L'enfant en général. — D'ailleurs, ce n'est pas seulement chez l'enfant de tuberculeux que l'on constate cette prédisposition, c'est, à des degrés divers, chez tous les enfants sans exception.

Les recherches les plus récentes, les statistiques les mieux établies depuis que l'on sait se servir de l'action de la tuberculine, sont d'accord pour nous montrer, en effet, que l'infection tuberculeuse est extrêmement fréquente dans l'enfance. Dans les grandes villes, on en compte plus de $50\,^0/_0$ qui sont tuberculisés à l'âge de 5 ans, et plusieurs observateurs, Castaigne et Nœgli entre autres, vont jusqu'à affirmer que 92 et même $96\,^0/_0$ des jeunes gens de 18 ans le seraient aussi. Ces résultats, très surprenants au premier abord, s'expliquent cependant fort bien.

L'organisme de l'enfant, on le comprend aisément, est beaucoup moins résistant que celui de l'adulte, et pour lui, presque toutes les causes d'infection produisent leurs effets. Ces causes sont relativement rares dans les premiers mois de la vie, mais du jour où l'enfant commence à porter à la bouche la plupart des objets qu'il touche, elles deviennent de plus en plus nombreuses et redoutables.

Non seulement la bacillation est fréquente dans le jeune âge, mais elle est aussi très meurtrière. C'est ainsi qu'à Paris, toutes les années, plus de deux mille enfants meurent de la tuberculose. Deux mille fleurs à peine entr'ouvertes aux premières lueurs de la vie qui sont ainsi prématurément fauchées par notre impitoyable ennemie ! Et ce qu'il y a de plus triste et en

ême temps de plus révoltant à constater, c'est que
ette effroyable hécatombe de jeunes créatures qui ne
mandaient qu'à vivre est presque uniquement due à
l'ı norance inconcevable de leurs mères en matière
d' ygiène.

us les enfants se fortifient et mieux ils se défen-
den . Le virus tuberculeux ne produit alors le plus
souvent chez eux que des lésions discrètes, qui pas-
sent très souvent inaperçues. Or, cette première tuberculisation de l'enfance ne disparaît que rarement.
Le sujet conserve ordinairement ses lésions, sans
doute arrêtées dans leur évolution, mais toujours
prêtes à reprendre leur développement pour déterminer une infection de plus en plus grave.

Chez l'adulte. — C'est ainsi que la tuberculose de
l'adulte se présente à nous presque toujours, non pas
comme une infection primitive, mais comme une rechute, comme un réveil de celle de l'enfant.

Dans quelles conditions cette rechute se produit-
elle ?

Elle peut être déterminée soit par une nouvelle
contamination massive et avec des bacilles très virulents, comme cela se voit quelquefois dans les hôpitaux, soit par une série de réinfections successives,
ainsi qu'on peut le constater dans tous les milieux
contaminés.

Cette tuberculose latente se réveille encore pour
prendre une allure dangereuse dans toutes les circonstances qui provoquent une diminution de la résistance de l'organisme. Cela nous explique certains
faits où la tuberculisation semble se manifester pour
la première fois, sans qu'on puisse relever aucune

cause de contagion. Dans ces cas-là, l'organisme trouvé en lui-même l'agent de sa réinfection : les bacilles, qui étaient enfermés depuis fort longtemps peut-être dans un foyer sans gravité, ne trouvant plus de résistance, se sont développés librement et ont exercé tout à leur aise leur action néfaste.

Pareils accidents sont particulièrement à redouter chez les jeunes filles et les jeunes garçons à l'époque de la puberté, ou au cours d'une trop grande et trop rapide poussée de croissance, ou bien encore à la suite de maladies aiguës, comme la rougeole, la coqueluche, la grippe, la variole ou la fièvre typhoïde.

Enfin cette rechute se produit aussi très fréquemment chez les malheureux qui ne mangent pas à leur faim, chez les surmenés et les affaiblis, aussi bien chez le riche désœuvré, qui ne sait user de sa fortune que pour la satisfaction effrénée et déprimante de ses passions, que chez le travailleur misérable à qui les dures exigences de la vie imposent parfois des labeurs au-dessus de ses forces.

La défense de notre organisme.

Que devons-nous faire pour que notre organisme soit toujours en état de résister à l'infection tuberculeuse ?

Les détails qui précèdent nous ont suffisamment renseignés là-dessus et, sans doute, ceux qui les liront auront vite fait de répondre à cette question pour ce qui les concerne ; mais il ne s'agit pas de nous seulement, il s'agit aussi et surtout de ceux qui ne sont pas maîtres de se défendre comme il le faudrait.

Apprendre à un pauvre hère les règles d'une hygiène impeccable ne serait qu'une amère et cruelle

érision si nous ne lui donnions pas en même temps
s moyens de les suivre.

our la femme et l'enfant. — Un des premiers buts
que nous devons nous proposer est de multiplier le
plus possible toutes les œuvres capables de protéger
la santé de la femme et de l'enfant.

Parmi elles, il faut citer les *Entr'aides féminines*,
les *Protections maternelles*, les *Restaurants pour
mères-nourrices* et les *Cantines maternelles*, qui ren-
dent les plus grands services aux femmes enceintes
ou récemment accouchées ; puis les *Crèches*, crèches
d'usines surtout, les *Pouponnières*, les *Consultations
de nourrissons*, si utiles pour les nouveau-nés ; et enfin
les organisations qui s'occupent des enfants plus
âgés, telles que les *Colonies de vacances*, les *Ecoles
de plein air* et surtout les *Œuvres de préservation de
l'enfance* dans le genre de celle qui a été fondée à
Paris par le docteur Grancher et où sont recueillis
les enfants de tuberculeux, afin de les soustraire à
la contagion.

Pour l'adulte. — Pour l'adulte, il faudra créer ou
encourager toutes les organisations qui peuvent lui
assurer une alimentation saine et suffisante et lui
permettre le plus possible la vie au grand air. Les *Restaurants populaires* et les *Jardins de famille* sont
précieux pour cela.

Il sera de toute nécessité aussi de diminuer de plus
en plus le paupérisme, j'entends par là le paupérisme
exagéré qui se confond avec la misère, car, ne l'oublions pas, c'est de la misère que la tuberculose naît
le plus souvent. Dans ce but nous aurons recours à

l'*Assistance par le travail*, aux *Bureaux de placement gratuits*, aux *Sociétés de secours mutuels*, en résumé à toutes les œuvres de prévoyance et d'assistance sociales.

La question est beaucoup trop vaste pour que je puisse faire autre chose que d'en présenter les grandes lignes. Je me bornerai à ajouter que parmi toutes les causes qui favorisent le développement de la tuberculose, il en est deux qui attirent plus particulièrement notre attention et contre lesquelles il est urgent que nous luttions avec la plus grande énergie, ce sont l'*alcoolisme* et les *logements insalubres*.

L'alcoolisme. — Le procès de l'alcoolisme est fait depuis longtemps. Non seulement l'alcool vient à bout des plus belles intelligences et des volontés les plus solides, non seulement il accroît constamment le troupeau déjà si formidable des dégénérés et déséquilibrés qui encombrent les hôpitaux, les asiles d'aliénés, les prisons et le bagne, mais c'est encore un des plus grands pourvoyeurs de la tuberculose.

Les faits ne sont-ils pas là pour le prouver?

Ainsi, à Bruxelles, sur 1.000 décès de garçons de café, on a pu en noter 666 dus à la tuberculose. A Paris, Jacquet a relevé, sur un total de 252 malades atteints de phtisie pulmonaire, 180 alcooliques. A Lyon, sur 1.000 malades observés, le docteur Courmont en a trouvé 442 alcooliques, dont 200 étaient tuberculeux. Mêmes constatations édifiantes dans toutes les grandes villes, comme Marseille, Bordeaux, Lille, Rouen, le Havre. C'est, de plus, un fait bien connu de tous ceux qui s'occupent de ces questions que la carte de la consommation de l'alcool en France se superpose presque exactement sur celle de la tuberculose.

Inutile d'insister davantage. La guerre à l'alcool, à cette *eau-de-mort*, comme l'a si justement nommée Richepin, s'impose plus que jamais. Les pouvoirs publics l'ont très heureusement commencée par l'interdiction de l'absinthe au début de la guerre ; mais ce n'est pas assez, il faut qu'ils la continuent sans arrêt et de toutes les façons, que ce soit par la monopolisation de l'alcool ou la limitation des débits de boisson, peu importe. L'essentiel est d'agir vite et vigoureusement, car supprimer l'alcoolisme, c'est le moyen le plus sûr d'arracher chaque année 50.000 victimes des doigts crochus de cette tueuse impitoyable.

Les logements insalubres. — Or, l'un des meilleurs moyens de lutter contre l'alcoolisme, c'est assurément la suppression des logements insalubres. L'ouvrier qui habite un appartement exigu et malsain n'y reste pas volontiers et le fuit sous tous les prétextes. Reconnaissons avec loyauté qu'il lui est alors bien difficile de résister à la tentation de la buvette voisine, ce salon du pauvre, comme on l'a dit souvent, où il sait pouvoir trouver l'oubli momentané de sa misère et de sa fatigue avec l'excitation de l'alcool, les distractions du jeu et le relatif bien-être qu'il ne possède pas chez lui.

Supprimer les logements insalubres, c'est aussi lutter directement contre la tuberculose, car ce sont le plus souvent de redoutables foyers d'infection. Et quels désolants tableaux n'y voit-on pas quelquefois.

Voici un ménage d'ouvriers qui ne demande qu'à gagner honnêtement sa vie. Malgré le travail courageusement accepté, ses ressources sont modestes et il ne peut payer qu'un appartement de deux ou trois pièces ridiculement petites. Le père, la mère et les enfants, presque toujours dans une promiscuité écœurante, sont ainsi condamnés à se mouvoir, à manger et à dormir dans un espace qui suffirait à peine à un seul d'entre nous. Pas de propreté, elle est impossible à cause du travail et des marmots. Du jour et de l'air, infiniment peu. Du soleil, jamais !

Ces déplorables conditions d'hygiène, ajoutées au surmenage et aux privations, prédisposent terriblement ces êtres-là à toutes les maladies. Est-il surprenant que le père contracte la tuberculose ? On entrevoit tout de suite les lamentables conséquences de ce malheur, car la femme et les enfants n'échapperont certainement pas à la contagion. Lui, continuera son travail jusqu'à épuisement complet, mais cela ne durera pas et bientôt il lui faudra garder le lit. Alors, c'est la femme qui se surmène à son tour pour subvenir aux besoins du malade et des enfants. Et puis, c'est l'hôpital, et puis, c'est la mort à brève échéance pour tous les deux !

Mais avant la dernière et fatale étape de ce douloureux calvaire, ces malheureux ont eu le temps de contaminer la maison entière et les divers locaux où ils ont pu travailler, de telle sorte qu'au lieu de deux sujets tuberculeux, il faut en compter souvent une dizaine, parfois même davantage. N'y a-t-il pas là quelque chose qui heurte notre raison et révolte notre sentiment de la justice ? N'est-il pas infiniment pénible de voir, dans notre siècle de progrès et de lumière, que le soleil, qui devrait cependant luire également pour tous, soit si parcimonieusement mesuré à ceux-là mêmes qui en ont le plus besoin ? Et n'est-il pas impérieusement nécessaire de démolir tous ces bouges maudits ?

N'allons pas dire surtout, avec je ne sais quelle pensée de puéril et ridicule égoïsme, que nous n'avons rien à craindre puisque nous ne sommes pas obligés de pénétrer nous-mêmes dans ces taudis misérables et qu'il est inutile de nous en occuper. Nous sommes, au contaire, grandement menacés par les logis insalubres. L'air que nous respirons n'est-il pas le même pour tous ? Ce sont les microbes qui proviennent des miséreux qui nous contamineront peut-être demain et d'une irrémédiable façon.

Au surplus, voyons ce que nous disent les chiffres.

A Londres, où les logements insalubres deviennent de plus en plus rares et où l'on compte seulement 8 personnes en moyenne par maison, on a moins de 23 décès par 1.000 habitants et par an. On en note 28 à Paris, avec 35 locataires par immeuble et 87 à Vienne où l'on trouve 55 habitants par maison.

Ces nombres ne sont-ils pas suffisamment éloquents ?

On ne saurait trop l'affirmer, notre intérêt le plus évident et le plus immédiat nous commande de faire disparaître à tout jamais les logements insalubres, car c'est de là que la tuberculose sort presque toujours pour aller semer partout la maladie, la misère, la désolation et la mort !

Résultats obtenus.

Tout cela, pensera-t-on peut-être, c'est très beau en théorie, mais en pratique que peut-on obtenir ?

Ici, pour la dernière fois, faisons appel aux statistiques.

Dans, tous les pays d'Europe où il existe une sérieuse organisation antituberculeuse, les pertes dues à cette *peste blanche*, comme l'appelle Calmette, sont en pleine décroissance.

C'est en Angleterre et en Allemagne que les progrès sont les plus marqués, en dépit de la rigueur du climat, parce que la lutte y est énergique et méthodique depuis déjà longtemps. Les Anglais, en particulier, ont entrepris une vigoureuse campagne contre l'alcoolisme et les logements insalubres. Aussi, quels magnifiques résultats ! Tandis que, de 1857 à 1860, ils avaient une moyenne annuelle de 27 décès par tuberculose pour 10.000 habitants, en 1914 ils pouvaient constater avec une très vive satisfaction qu'ils n'en avaient plus que 11.

Mêmes succès en Allemagne, où la lutte a été conduite avec d'autres moyens.

Chez nous, malgré les admirables découvertes de nos savants, malgré les efforts persévérants de quelques hommes de cœur, nous avions encore à en déplorer 23 à la même époque.

Il faut agir !

Est-il possible d'imaginer quelque chose de plus démonstratif que la comparaison de ces nombres ?

Or, je l'ai déjà dit, et on ne saurait le répéter trop souvent, la situation s'est considérablement aggravée depuis 5 ans. Le péril tuberculeux grandit chaque jour davantage. Nous avons devant nous une vague immense, vague de douleurs et de deuils, qui menace de tout renverser, de tout submerger, de tout détruire !

Allons-nous rester impassibles devant le danger ?

La France, si affreusement meurtrie par les prodigieux efforts qu'elle a faits pour échapper aux serres de l'immonde oiseau de proie qui s'est abattu sur elle en 1914, serait-elle condamnée par notre inertie à se voir arracher peu à peu la vie qui lui reste par le vampire tuberculeux ?

Non, n'est-ce pas ? Alors, il faut nous décider enfin à agir !

Il faut agir ! L'inaction, dans les circonstances que nous traversons, serait une véritable désertion qui ne saurait convenir qu'aux consciences endormies ou aux volontés épuisées. Réveillons ces consciences en les plaçant nettement en face de leurs responsabilités, stimulons ces volontés en leur montrant la nécessité et la grandeur du devoir à remplir.

Il faut agir en répandant autour de nous, dans tous les milieux, les notions indispensables pour que chacun puisse se défendre, et aussi pour créer dans le public une opinion antituberculeuse qui nous permettra d'obtenir de nos élus, conseillers municipaux, conseillers généraux, députés et sénateurs, les lois et les crédits nécessaires pour poursuivre la lutte jusqu'au bout.

Il faut agir aussi en apportant notre argent aussi largement que possible à toutes les organisations antituberculeuses et en payant en outre de notre personne, dans la plus complète mesure de nos moyens, pour faciliter et activer le fonctionnement des œuvres de prévoyance et d'assistance, pour en créer de nouvelles et y amener tous ceux qui peuvent en avoir besoin.

Que chacun de nous s'interroge, d'ailleurs, et je suis certain que nous trouverons mille façons heureuses d'accomplir notre tâche.

Il faut agir immédiatement! C'est le cri de la France cruellement blessée! Ne trouverait-il aucun écho dans le cœur de ses enfants?

PARIS. — IMP. DELAGRAVE.